DU

VOMISSEMENT FÉCALOIDE

sans Occlusion intestinale complète

(ÉTUDE MÉDICO-CHIRURGICALE)

PAR

Le Dr Georges DUBOIS
DE L'UNIVERSITÉ DE PARIS

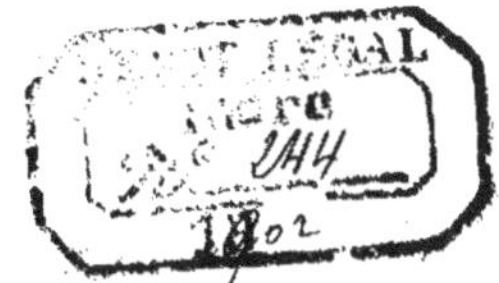

PARIS
A. MALOINE, ÉDITEUR
23-25, RUE DE L'ÉCOLE-DE-MÉDECINE, 23-25
—
1902

DU

VOMISSEMENT FÉCALOIDE

sans Occlusion intestinale complète

(ÉTUDE MÉDICO-CHIRURGICALE)

PAR

Le Dr Georges DUBOIS

DE L'UNIVERSITÉ DE PARIS

PARIS

A. MALOINE, ÉDITEUR

23-25, RUE DE L'ÉCOLE-DE-MÉDECINE, 23-25

—

1902

A LA MÉMOIRE DE CEUX QUE J'AI PERDUS

A TOUS CEUX QUI ME SONT CHERS

MA FAMILLE

MES MAITRES

MES AMIS

A MON PRÉSIDENT DE THÈSE

M. LE DOCTEUR BRISSAUD

Professeur à la Faculté de médecine de Paris.

Chevalier de la Légion d'honneur

Avant d'aborder notre sujet, nous nous faisons un devoir de remercier nos maîtres de l'Ecole de médecine et des hôpitaux de Rouen, des excellentes leçons qu'ils nous ont données et des conseils bienveillants qu'ils n'ont cessé de nous prodiguer.

Nous prions MM. les professeurs Olivier, Cerné, Brunon, François Hue, Pennetier, Pétel, Martin et Bataille d'accepter l'hommage de notre respectueuse gratitude et l'expression de notre entier dévouement.

Nous avons à cœur de présenter à M. le docteur Méry Delabost, directeur honoraire de l'Ecole de médecine de Rouen, tous nos remerciements pour la bienveillance toute paternelle qu'il nous a toujours témoignée.

Enfin nous remercions sincèrement M. le professeur Brissaud du très grand honneur qu'il nous fait en acceptant la présidence de notre thèse.

INTRODUCTION

Ayant eu l'occasion d'observer un cas de vomissements fécaloïdes sans obstruction complète des matières fécales, au cours d'une péritonite d'origine appendiculaire, le hasard nous fit rencontrer, pendant nos dernières études à l'Hôtel-Dieu de Paris, un second cas comparable au premier, où les vomissements fécaloïdes, quoique dus à une cause différente, coexistaient également avec la persistance du cours des matières.

L'importance beaucoup plus grande de cette coïncidence dans ce second cas, où pouvait se poser l'indication d'une intervention chirurgicale, nous donna l'idée de rechercher quelle pouvait être la fréquence de ces vomissements stercoraux sans obstruction intestinale complète, et dans quels cas on pouvait les rencontrer dans ces conditions. Nous vîmes bientôt, en consultant les livres classiques, que les vomissements fécaloïdes étaient toujours considérés d'une manière absolue comme un symptôme d'occlusion intestinale, occlusion d'origine mécanique comme dans les étranglements, ou d'origine paralytique comme dans les péritonites aiguës. Nulle part nous n'avons vu signalée la coïncidence des selles avec ces vomissements.

Les auteurs plus anciens, Andral, Trousseau,

Valleix, ne signalent pas non plus de faits semblables ; les articles des dictionnaires sont muets sur ce sujet. Il semble même que les auteurs précédents considèrent les vomissements stercoraux comme intimement liés à l'existence d'une occlusion intestinale due à un obstacle mécanique au cours des matières.

Dans le *Compendium de médecine pratique* (1), nous lisons ceci : « On a accordé aux vomissements stercoraux une valeur diagnostique que l'on ne saurait contester ; malheureusement ce signe lui-même n'est cependant encore ni *pathognomonique* ni *constant ;* il manque lorsque l'obstacle occupe les portions supérieures du canal intestinal ; alors que l'oblitération a son siège dans le gros intestin, les malades peuvent succomber avant l'époque où se manifestent, ordinairement, les vomissements stercoraux ; enfin *on a vu des malades chez lesquels rien n'autorisait à admettre l'existence d'une oblitération intestinale, rejeter des matières d'une nature plus ou moins stercorale.* Il n'existe guère de signes propres à faire reconnaître, d'une manière positive, l'existence d'un obstacle au cours des matières... »

A l'article *Vomissements,* les auteurs du *Compendium* disent seulement : « Les vomissements stercoraux peuvent survenir toutes les fois qu'il existe un obstacle au cours des matières, quelle que soit la nature de cet obstacle. »

(1) Vol. 5, art. *Instestin*, p. 433.

Dans les thèses et les mémoires plus récents, on trouve une nouvelle notion sur les vomissements stercoraux, c'est celle des vomissements survenant au cours des péritonites. Cette notion de l'occlusion intestinale au cours des péritonites est aujourd'hui bien connue. Notée d'abord dans un mémoire de Cossy (*Mémoires de la Société médicale d'observation de Paris*, 1856), elle est surtout étudiée par M. Besnier (*Des étranglements internes de l'intestin*, 1860), et M. Henrot (*Pseudo-étranglements de l'intestin*, 1865). Puis on trouve les travaux de Sauzède (*Sur l'étranglement interne consécutif à une perforation de l'appendice cæcal*, 1871), de Fournaise (*Etude clinique sur les affections dites cancéreuses du péritoine*, 1872), de Liouville (Péritonite tuberculeuse ayant débuté par les seuls signes d'une obstruction intestinale, *Société médicale*, 1875), de Tapret (*Péritonite chronique d'emblée*, 1878), de Duplay (Quelques faits de péritonite simulant l'étranglement, *Archives générales de Médecine*, 1876).

Dans tous ces travaux, nous trouvons notés les vomissements fécaloïdes, bien qu'il n'y ait pas obstacle mécanique au cours des matières. Mais dans tous il y avait obstruction fonctionnelle, c'est-à-dire due à la paralysie de l'intestin sous l'influence d'une péritonite, d'un cancer du péritoine, etc. Ces cas ne nous intéressent donc pas directement.

Dans la thèse de Lusseau (*De l'occlusion intes-*

tinale, 1879), nous voyons l'auteur, à propos du diagnostic, signaler la possibilité des vomissements fécaloïdes dans la péritonite, tout en admettant leur rareté ; il n'indique pas si l'occlusion intestinale en est la cause directe.

Gübler, dans un mémoire paru dans le *Journal de Thérapeutique* (1876-1877) : *Du Péritonisme et de son traitement*, après avoir brièvement énuméré les symptômes de la péritonite, ajoute : « Dans la péritonite il survient du hoquet, des vomissements bilieux, jaunes ou porracés, parfois même des vomissements *fécaloïdes en dehors de toute constriction intestinale.* »

Dans la thèse de Leduc (*Du vomissement fécaloïde dans les affections du péritoine, sans obstacle mécanique au cours des matières*, 1881), le vomissement fécaloïde est étudié très complètement, en dehors des cas d'obstacles mécaniques. L'auteur rapporte dix-sept observations de vomissements fécaloïdes au cours de lésions diverses du péritoine (péritonites aiguës et chroniques, hernies réduites, cancer) mais là encore il s'agit presque toujours de vomissements accompagnant une occlusion complète par paralysie intestinale. Une observation cependant fait exception. Nous la rapportons plus loin. C'est la seule que nous ayons pu trouver se rapprochant des deux nôtres, bien que nous ayons multiplié les recherches dans les thèses et les bulletins des sociétés savantes.

Nous avons encore trouvé l'indication de vomissements fécaloïdes dans l'hystérie. C'est ainsi que M. Mathieu (*Traité des maladies de l'estomac et de l'intestin*, 1901, p. 336) dit : « Plusieurs cliniciens des plus autorisés, Sydenham, Briquet, Jaccoud ont admis que les hystériques pouvaient rejeter par vomissement non seulement des substances fécaloïdes venues de l'intestin grêle, comme celles qui constituent les vomissements fécaloïdes de l'étranglement herniaire ou de l'occlusion intestinale, mais même des matières dures, absolument analogues à celles que l'on trouve dans le gros intestin et qui sont rejetées par la défécation.

«... Plusieurs autres faits semblables ont été rapportés depuis et il semble bien qu'on ne puisse plus actuellement mettre en doute la possibilité de l'évacuation par la bouche de matières fécales moulées chez les hystériques. Il se produit donc chez elles une inversion des mouvements péristaltiques qui peut aller jusqu'à ramener dans l'estomac des matières moulées venues du cœcum.

« On comprend que dans ces conditions, l'hystérie puisse simuler l'occlusion intestinale, jusques et y compris les vomissements fécaloïdes. »

Malheureusement M. Mathieu ne nous dit pas si ces vomissements fécaloïdes hystériques s'accompagnent des autres symptômes d'une occlusion intestinale, même hystérique.

Nous avons recherché dans les auteurs précédemment cités et nous avons pu voir que la malade de M. Jaccoud avait présenté tous les symptômes d'une occlusion complète dont elle guérit d'ailleurs, pour mourir peu après d'une fièvre typhoïde.

Nous n'avons trouvé dans Briquet que l'observation d'une malade rendant par la bouche les lavements qu'on lui donnait. Enfin, malgré de longues recherches dans Sydenham, nous n'avons pu découvrir d'indication sur ce sujet.

Eichhorst (*Traité de pathologie interne*, tome II, p. 271) après avoir rapporté quelques cas de vomissements fécaloïdes au cours de péritonites, typhiques, appendiculaires, etc., ajoute : « Les vomissements stercoraux et ce qu'on appelle le syndrome de l'iléus sont des symptômes qu'il est assez fréquent d'observer dans beaucoup de tumeurs abdominales, surtout quand elles provoquent une irritation du péritoine. » Et plus loin : « Rosenstein rapporte un cas remarquable de vomissements stercoraux. Il s'agit d'un enfant de 9 ans qui eut des syncopes et des convulsions, et presque aussitôt rejeta par la bouche des boules de matières fécales. Il guérit sous l'influence de lavements et de l'usage de bromure de potassium. »

Malheureurement Eichhorst ne nous dit pas s'il y avait occlusion complète des matières intestinales. Nous n'avons pu retrouver cette observation de Rosenstein

FAITS CLINIQUES

Observation I

(Personnelle)

Appendicite aiguë. — Péritonite aiguë. — Vomissements fécaloïdes sans occlusion complète.

J... X..., âgée de 67 ans.

Antécédents personnels : angine à 15 ans, fièvre typhoïde à 34 ans, rhumatisante.

Le 30 novembre, je suis appelé auprès de la malade à dix heures et demie du soir ; elle a été prise le matin de vives douleurs dans le côté droit du ventre, bientôt suivies de vomissements. Quand je la vois, elle a le ventre ballonné, légèrement douloureux, à part au point de Mac Burney qui à la palpation montre une douleur très vive. Il y a de la défense musculaire du côté droit.

Il y a eu plusieurs vomissements alimentaires et bilieux dans la journée. La malade est constipée depuis hier.

Le facies est bon, la température est à 38°5, le pouls, assez bon, est un peu rapide, la langue est sale mais humide.

Il n'y a rien du côté de l appareil respiratoire.

Le diagnostic d'appendicite n'étant pas douteux, j'institue immédiatement une diète absolue, ne permettant que quelques cuillerées d'eau de Vichy, et prescris l'opium à doses fractionnées. On ne pouvait malheureusement se procurer de la glace à ce moment.

Le 1er décembre, les symptômes sont les mêmes, la malade a encore eu des vomissements, et des douleurs appendiculaires ; le ventre est légèrement ballonné, la température est à 39, le pouls rapide mais bon. Constipation.

Même traitement.

Le 2 décembre, l'état est plus grave ; quoique les douleurs aient beaucoup diminué, les vomissements bilieux persistent ; le ventre est plus ballonné, toujours douloureux au point de Mac Burney ; on a la sensation d'un empâtement dans la fosse iliaque droite. Le facies est grippé, le pouls dépasse 120, la température est à 39°2. Constipation, langue sale, légèrement sèche.

Une opération d'urgence est formellement refusée.

La glace qu'on s'est procurée est mise sur le ventre ; on donne quelques cuillerées d'eau de Vichy, opium.

Le 4 décembre, mêmes symptômes, état aussi grave. Pouls 120. Température 39°. Ventre ballonné comme hier. Constipation. Même traitement.

Le 5 décembre, la malade est prise de vomissements fécaloïdes très nets, peu abondants, qui se répètent plusieurs fois dans la journée. L'état général est beaucoup plus grave. Pouls faible, très rapide, température 40°, facies péritonéal. Le ventre, est très ballonné, sueurs profuses, semi-coma.

Même traitement, diète, opium, glace.

La malade a vers le soir une selle semi-liquide assez abondante, et rend quelques gaz par l'anus.

Le 6, mêmes symptômes que la veille, état grave. Un vomissement fécaloïde, une selle diarrhéique.

Mort dans la nuit.

Réflexions. — Le diagnostic d'appendicite n'était pas douteux, non plus que celui de péritonite deux jours après. L'opération d'urgence ayant été repoussée, il n'y avait non plus aucun doute à avoir sur l'évolution ultérieure et sur l'issue de la maladie.

Cependant une première cause d'étonnement fut pour nous ces vomissements fécaloïdes qui apparurent le 5e jour après le début des accidents.

Connaissant les symptômes d'occlusion ou de pseudo-occlusion intestinale qui peuvent accompagner les péritonites, nous n'en maintînmes pas moins notre diagnostic d'appendicite et de péritonite aiguë. La malade était à ce moment constipée depuis 7 jours, et nous favorisions le repos de son intestin par des doses fractionnées d'opium, que nous continuâmes après l'apparition de ces vomissements fécaloïdes.

Mais nous fûmes encore plus surpris quand, au cours de cette péritonite en pleine évolution, avec symptômes d'occlusion intestinale, nous vîmes se produire, aux approches de l'issue fatale, et deux jours de suite, des émissions de gaz et de matières. Cette contradiction entre les vomissements stercoraux qui continuaient et le rétablissement du cours des matières et des gaz nous étonna fort, d'autant plus qu'il ne pouvait s'agir en ce cas d'une petite émission de matières résultant simplement du vidage du bout inférieur de l'intestin. C'étaient bien des matières fécales diarrhéiques, jaunâtres, assez abondantes, et analogues à celles que rendait la malade dans ses vomissements.

Nous assistions donc à une sorte d'occlusion incomplète, assez forte d'une part pour provoquer le retour des matières dans l'estomac, et d'autre part insuffisante pour empêcher complètement le cours de ces matières.

C'est cette coïncidence de deux symptômes ordinairement opposés, vomissements fécaloïdes et expulsion des matières par le rectum, qui attira notre attention et nous fit prendre quelques notes sur cette malade.

Observation II (Inédite)

Recueillie dans le service de M. Faisans à l'Hôtel-Dieu, due à l'obligeance de M. Audistère, interne du service.

Hémiplégie. Tumeur pelvienne. Vomissements fécaloïdes. Diarrhée abondante.

Mme P... Elisa, âgée de 66 ans, entrée à l'Hôtel-Dieu, salle Ste-Monique, lit 20, le 19 janvier 1902.

Rien d'intéressant dans ses antécédents.

Il y a deux mois cette malade a eu un ictus apoplectique qui dura deux heures et à la suite duquel elle est restée paralysée de tout le côté gauche. Elle entre à l'hôpital pour cette paralysie.

A son entrée elle présente une hémiplégie flasque complète et totale des membres et de la face du côté gauche. Il n'y a pas de paralysie oculaire, pas de troubles de la sensibilité. La malade a toute sa connaissance, donne avec facilité des renseignements sur ses antécédents et le début de son hémiplégie.

Il n'y a aucun stigmate d'hystérie, aucun antécédent syphilitique. Il n'y a jamais eu d'albuminurie ni de glycosurie constatées, jamais de céphalées antérieures. On porte le diagnostic d'hémorrhagie cérébrale.

On remarque que le ventre est gros, surtout dans la région sus-pubienne et la palpation abdominale montre une assez volumineuse tumeur remplissant presque tout le bassin, plus volumineuse dans les fosses iliaques que sur la ligne médiane. Le toucher rectal (la malade ayant un hymen intact et assez serré) combiné à la palpation abdominale montre un utérus dur et remontant à quatre travers de doigt au-dessus du pubis et de chaque côté une masse du volume d'une tête de fœtus à terme, séparée de l'utérus par un sillon très net. Le diagnostic de fibrome utérin avec kyste de l'ovaire bilatéral n'est pas douteux.

La malade n'a jamais remarqué ces tumeurs. Elle a commencé à engraisser vers la trentaine et en ce moment son ventre aux parois adipeuses ne lui paraît ni plus développé ni plus douloureux qu'en temps ordinaire Elle n'a d'ailleurs jamais souffert du ventre, a toujours été bien réglée.

Enfin elle n'a jamais, avant son hémiplégie, eu de constipation exagérée, jamais de troubles de la miction.

Depuis son hémiplégie, elle est légèrement constipée. Néanmoins un lavement suffit toujours à ramener des matières et un purgatif provoque de nombreuses garde-robes. Il y a d'ailleurs incontinence des matières. Le jour de son entrée la malade est purgée avec succès.

Il n'y a jamais eu de vomissements, de quelque nature que ce soit.

Rien d'autre à noter ; l'état général est bon, la température est à 37°2 le matin, 37°4 le soir, le pouls régulier, bien frappé à 76. Il n'y a ni sucre ni albumine dans l'urine. Rien au cœur. Rien aux poumons.

La malade reste dans cet état stationnaire jusqu'au 4 février sans fièvre, sans douleurs, sans constipation, se déclarant bien. Pendant ces seize jours elle a été chaque jour à la selle, presque toujours spontanément. Elle a été purgée une seule fois à cause de sa langue sale, ce qui a provoqué plusieurs selles diarrhéiques normales.

Le 4 février, brusquement, l'abdomen se tympanise, surtout dans sa partie supérieure, entre l'ombilic et le thorax. L'épigastre et les hypochondres débordent le sternum et les fausses côtes. Immédiatement l'idée d'une obstruction intestinale par compression de l'intestin par la tumeur pelvienne, se présente à l'esprit. Cependant il n'y a pas la moindre douleur, il n'y a ni vomissement, ni constipation. L'état général est excellent. La malade est néanmoins purgée le lendemain matin 5 février, avec 30 grammes de sulfate de magnésie qui provoquent 4 selles

diarrhéiques. Le soir, le tympanisme est toujours aussi accentué. Etat général bon. Pouls, 80. Température, 37°2.

Le 6 et le 7 février. même état. Tympanisme aussi accentué, surtout dans la partie supérieure de l'abdomen ; il semble que le colon transverse repousse les hypochondres et l'épigastre ; mais on n'observe aucune ondulation de la paroi trahissant des mouvements péristaltiques ou antipéristaltiques. Les régions ombilicale et hypogastrique sont moins tympanisées ; on perçoit encore facilement par le palper les masses utérine et ovariennes. Il n'y a pas d'ascite. La malade déclare que son ventre n'est nullement douloureux ; elle n'a pas la moindre colique. Il n'y a pas de vomissements ; il y a chaque jour plusieurs selles diarrhéiques spontanées. Il y a émission de gaz par l'anus. Température : 37 ; 37,4 ; 37 ; 37, 2. Pouls : 60.

Le 7 février dans l'après-midi, la malade est prise pour la première fois de vomissements constitués d'abord et une seule fois par du lait en caillots, puis bientôt après par des matières très nettement fécaloïdes et par l'odeur et par l'aspect. Ce sont des matières jaunes, avec des parties foncées, grumeleuses, qui laissent à la malade une saveur amère et infecte. Ces vomissements sont peu abondants (un verre ou un demi-verre), survenant brusquement sans nausées, sans beaucoup d'efforts. Il y en a trois semblables dans l'après-midi et dans la soirée.

L'abdomen est toujours tympanisé, surtout au niveau du gros instestin, beaucoup moins dans la région ombilicale et hypogastrique.

L'obstruction intestinale paraissait donc évidente. Mais le cours des matières persiste sous forme d'une diarrhée assez épaisse normalement colorée et dont l'abondance et la répétition excluent l'idée d'une simple évacuation du bout inférieur de l'intestin, au-dessous de la compression. De même les gaz sont rendus en grande abondance et de la façon la plus nette sous forme de bruits qui s'entendent de toute la salle.

Dans le but d'éclaircir cette question de l'obstruction intestinale, probable d'une part à cause du ballonnement du ventre et les vomissements fécaloïdes, impossible à admettre d'autre part à cause de la persistance du cours des matières et des gaz, un grand lavage de l'intestin est fait dans la soirée, de manière à vider complètement le bout inférieur s'il y a obstruction. Une assez grande quantité de matières est ainsi évacuée.

Langue sale, collante. Température 37°2. Pouls 84.

Le 8 au matin, même état. Il y a eu deux vomissements fécaloïdes pendant la nuit. Même tympanisme, même diarrhée abondante (3 selles), gaz assez abondants.

La question d'une intervention chirurgicale se pose. M. Frédet, chef de clinique chirurgicale à l'Hôtel-Dieu, vient examiner la malade, et après l'avoir palpée et touchée, il confirme l'opinion médicale. Il n'y a pas obstruction intestinale complète. La tumeur pelvienne, qui d'ailleurs est mobile, ne comprime pas l'intestin.

Au point de vue chirurgical, il ne faut pas penser à en faire l'ablation : l'état général de la malade, son hémiplégie ne lui permettraient pas de supporter une laparotomie grave.

Faire un anus artificiel? On ne pourrait faire un anus iliaque à cause de la tumeur ovarienne gauche qui remonte trop haut. On ne pourrait que faire un anus cæcal, et même colique.

Mais il semble qu'il n'y a pas urgence, l'obstruction étant loin d'être prouvée. On décide d'attendre, et d'intervenir dans le cas où il y aurait arrêt ou ralentissement du cours des matières.

Le soir, même état. Tympanisme, un vomissement fécaloïde, deux selles diarrhéiques d'aspect normal. Pouls 104. Température 36°.

L'état général est moins bon, faiblesse, la malade a toute sa connaissance et déclare ne pas souffrir. Elle a gardé un peu de lait. On lui injecte 250 grammes de sérum artificiel sous la peau.

Le 9, même état général assez bon, même tympanisme, pas de vomissements, une selle. Pouls 104. Température 36°3.

Le soir, l'état général s'aggrave, faiblesse plus accentuée. Même tympanisme supérieur du colon transverse ; même absence de douleurs spontanées ou à la pression. On sent encore facilement les tumeurs du bassin par le palper abdominal. Une selle diarrhéique abondante. Pouls 116. Température 36°2. 250 grammes de sérum artificiel.

La malade meurt à quatre heures du matin.

Autopsie. — A l'ouverture de la cavité abdominale, les intestins distendus par les gaz font issue hors des parois. Le colon transverse est énormément distendu, il semble non seulement augmenté de volume, mais encore allongé, faisant un arc de cercle à concavité supérieure ; le cœcum et le colon ascendant, ainsi que le colon descendant sont modérément distendus. L'intestin grêle l'est très peu ; il est d'apparence presque normale.

La partie inférieure de la cavité abdominale est remplie par l'utérus et les kystes de l'ovaire diagnostiqués. L'utérus, fibromateux, remonte jusqu'à quatre travers de doigt au-dessus du pubis, le kyste de l'ovaire droit situé au-dessus du détroit supérieur emplit une partie de la fosse iliaque droite, en contact avec le cœcum refoulé en haut. Le kyste de l'ovaire gauche, plus volumineux, occupe la plus grande partie de la fosse iliaque gauche ; il n'est pas enclavé dans le petit bassin.

Tous ces viscères sont examinés en place : on constate, à part la distension signalée plus haut, que les tumeurs utéro-ovariennes sont mobiles, non adhérentes aux intestins, et qu'en particulier le gros kyste de l'ovaire gauche (tête de fœtus à terme) ne comprime réellement ni l'S iliaque ni le rectum. L'S iliaque s'engage derrière le kyste sans lui adhérer, et le passage des gaz et des matières se fait très facilement à ce niveau. Il n'y a aucun autre obstacle mécanique, ni adhérences, ni coudures, ni torsions dans le reste du canal intestinal, grêle ou gros.

A l'ouverture du tube gastro-intestinal, on trouve des matières dans toute son étendue irrégulièrement distribuées.

Au cerveau, il y a une hémorrhagie cérébrale comprimant la capsule interne du côté droit. Rien de particulier à noter.

Légère congestion pulmonaire de la moitié inférieure du poumon gauche.

Foie et reins normaux.

Réflexions. — Cette observation très détaillée ne laisse aucun doute sur l'occlusion intestinale incomplète caractérisée d'une part par les vomissements fécaloïdes et le tympanisme abdominal et d'autre part par la persistance des matières et des gaz, persistance qui a été ininterrompue pendant tout le cours de la maladie.

On voit que le diagnostic a été des plus difficiles, et que de plus, la question d'une intervention chirurgicale s'est sérieusement posée. Que serait devenue la malade si un anus artificiel avait été fait ? Il faut reconnaître qu'il était difficile de s'y résoudre avec une diarrhée persistante !

Observation III

(Observation II de Leduc)

Pleurésie purulente. — Péritonite. — Vomissements fécaloïdes.

C... Louis, âgé de 19 ans, plombier, entre le 31 décembre 1879 à l'hôpital Beaujon, salle St-François, lit n° 8.

Antécédents morbides nuls.

Il n'a commencé à se sentir malade que le 27 décembre ; le

début de sa maladie a été marqué par une douleur extrêmement vive dans le côté gauche ; quelques heures après il a été pris de fièvre et il s'est mis à tousser ; malgré cela il a continué à se lever un peu chaque jour, mais il gardait la chambre.

Le 31 décembre au soir, le jour de son entrée, il a une température axillaire de 40° 3.

Le 1er janvier. Le malade est dans l'état suivant : facies animé, fébrile, abattement général, il se plaint de souffrir beaucoup d'une douleur à gauche dont le maximum répond à la base du thorax, dans la ligne axillaire. A la percussion on constate de la matité en arrière à gauche dans la moitié inférieure, diminution des vibrations dans la même étendue, respiration nulle ; pas de souffle ni d'égophonie.

Langue blanche, saburrale.

Traitement : Ventouses scarifiées à la base gauche, vésicatoire 6 heures après ; bouillon, pectorale. M. T. ax. 39°4. S. T. 40°.

Le 2. L'état général est le même. Le malade a vomi de la bile à plusieurs reprises dans la journée d'hier et dans la nuit. Le ventre est un peu élevé, tympanisme modéré, pas de selles depuis l'entrée à l'hôpital. Un verre d'eau de Sedlitz. Dyspnée.

Soir, même état. La percussion et l'auscultation ne révèlent rien de nouveau. Le malade se plaint d'une vive douleur au niveau des attaches du diaphragme à la partie antérieure gauche du thorax (6 ventouses scarifiées en ce point.) Il a encore vomi deux fois de la bile dans la journée, le ventre est un peu développé ; pas de selles dans la journée. Lavement purgatif. M. T. 37° 8. S. T. 39°

Le 3. Le malade n'a plus vomi hier dans la journée.

Le facies est altéré, grippé ; langue humide, large. blanche. Le pouls est petit, serré.

Le malade n'accuse plus de douleur dans le thorax ; matité considérable dans la ligne axillaire gauche. (On l'attribue au développement possible de la rate. Le malade est Italien et n'a pu nous dire s'il avait eu des fièvres dans son pays.) L'auscultation permet de constater uniquement une absence du murmure vésiculaire presque jusqu'au sommet de l'aisselle, pas de souffle, ni de frottements, ni de râles.

L'abdomen est très distendu ; les anses intestinales commencent à se dessiner sous la peau, mais c'est surtout dans la région de l'estomac que la distension est considérable ; douleur spontanée étendue à tout l'abdomen, la palpation et la pression ne l'augmentent presque pas.

Deux selles hier soir après le lavement.

Traitement ; tisane de camomille, eau de chaux, vésicatoire sur l'abdomen, bouillon.

Soir, aucun changement, si ce n'est que les douleurs du ventre paraissent augmenter. M. T. 38°. S. T. 39°. Injection hypodermique de 0,01 centig. de chlorhydrate de morphine.

Le 4. Même douleur du ventre qui est un peu moins ballonné qu'hier : a encore vomi un peu de bile hier ; pas de céphalalgie, pas de toux ; même état de la langue. Pas de selles hier. Calomel 0.20. M. T. 38°. S. T. 38°.

Le 5. Le calomel n'ayant pas amené de selles, un lavement fut donné hier soir et fut suivi de trois selles liquides.

Pas de nouveaux vomissements. Se plaint toujours du ventre. Respiration inégale, profonde. P. 120. Même langue.

Suppression du calomel. M. T. 36° 8. S. T. 38° 6.

Le 6. Aucune espèce de changement : le ventre est toujours ballonné. Dyspnée que l'on attribue à l'état du péritoine. M. T. 37° ; S. 37° 4.

Le 7. Même état. Le malade attribue à la plaie du vésicatoire ses douleurs abdominales ; la pression profonde de l'abdomen n'est pas douloureuse. Inflammation du vésicatoire. Poudre de quinquina. Une seule chose est inquiétante, c'est l'abattement croissant du malade et son état de faiblesse qui augmente de jour en jour. Les moindres mouvements qu'on lui imprime dans son lit exaspèrent les douleurs abdominales. Potages.

Soir. Dans la journée, vers 7 heures, le malade a eu des

vomissements fécaloïdes assez abondants : matières jaunes avec quelques grumeaux brunâtres, à odeur fécale très accentuée, *il a été à la selle en même temps*, et les matières qu'il a rendues par l'anus avaient exactement les mêmes caractères que celles rendues par la bouche sauf que les grumeaux brunâtres étaient plus abondants.

Il se plaint toujours de l'abdomen : la douleur est superficielle : le malade la rattache toujours à son vésicatoire.

Langue large, humide, blanchâtre. Facies grippé. Pouls petit très dépressible, 120. Potion de Rivière, glace. M. T. 38°. S. 38° 6.

Le 8. Même état d'abattement. *Encore des vomissements fécaloïdes* dans la nuit ; même état douloureux du ventre qui est un peu moins ballonné. Potion de Rivière ; glace ; frictions soir et matin dans les aisselles et sur les parties du ventre pourvues de leur épiderme avec 5 grammes d'onguent mercuriel belladoné.

Soir, même état. Le facies est toujours grippé. Pas de selles ni de vomissements dans la journée. P. 136.

Empâtement douloureux, à la pression de la région lombaire gauche, s'étendant en avant jusqu'à l'échancrure costo-iliaque. Injections sous-cutanées de 0.02 de chlorhydrate de morphine. Matin. T. 37°8 ; soir 37°4.

Le 9. Une selle peu abondante hier soir à la suite d'un lavement.

L'empâtement de la région costo-iliaque gauche a augmenté et est toujours douloureux. Le malade a toujours bien uriné.

Facies de plus en plus grippé.

Langue large, rouge, un peu sèche avec les papilles un peu saillantes.

Se plaint un peu de mal de tête aujourd'hui pour la première fois ; le lumière ne l'incommode pas ; l'abattement et la faiblesse sont encore plus grands que les jours précédents, ainsi que l'amaigrissement : on assied à grand'peine la malade pour l'ausculter. Rien de nouveau ; il y a toujours absence de murmure vésiculaire dans la région axillaire ; petite eschare au siège, de la largeur d'une pièce de 2 francs.

Rougeur érysipélateuse partant des hypochondres et envahissant la partie antérieure du thorax et remontant vers les aisselles jusqu'à une ligne passant par les mamelons ; dans l'aisselle, de chaque côté deux ou trois petits ganglions du volume d'une noisette, douloureux à la pression.

Pouls petit, filiforme, très dépressible. 120. Respiration fréquente, superficielle, 40. T. 38°5.

On supprime les frictions mercurielles.

Le malade va en s'affaiblissant de plus en plus ; il meurt à 3 heures de l'après-midi. en vomissant de nouveau des matières fécaloïdes (environ un litre).

Autopsie le 11 janvier à 10 heures du matin (43 heures après la mort). A l'ouverture du thorax il s'écoule une assez grande quantité de pus du côté gauche ; la cavité pleurale gauche est remplie d'un litre et demi à deux litres d'un liquide franchement purulent. Le poumon est appliqué dans la gouttière costo-vertébrale qu'il occupe du haut en bas grâce à des adhérences de la base avec le diaphragme ; il est recouvert par la plèvre très épaissie, tomenteuse, irrégulière, grâce à une couche de fausses membranes jaunâtres molles, ne présentant aucune résistance ; le poumon est atélectasié.

Congestion du poumon droit.

Pas trace de tubercule dans aucun des organes.

Cœur sain.

Cavité abdominale. Le péritoine viscéral présente une vive injection, surtout du côté du bord libre de l'intestin ; il est dépoli ; pas de liquide dans l'abdomen. La paroi de l'intestin est extrêmement friable, et quand on l'enlève on produit une déchirure à la partie inférieure du cœcum, déchirure par laquelle s'écoulent des matières fécales liquides jaunes ; le gros intestin dans sa totalité et l'intestin grêle dans ses deux tiers inférieurs sont remplis de matières fécales semblables à celles qui s'écoulent. Après qu'on a nettoyé ce dernier, on voit que sa muqueuse est le siège d'une injection généralisée, laquelle est plus intense par places et se présente sous forme de fines arborisations ; les plaques de Peyer et les follicules clos isolés se présentent sous l'aspect d'une barbe mal faite ; psorentérie très marquée dans les deux tiers inférieurs de l'intestin grêle.

Injection généralisée du gros intestin.

L'estomac présente par places un piqueté hémorrhagique ; la muqueuse est très ramollie.

Foie gras.

Rate molle diffluente.

Reins congestionnés.

Dans les réflexions qui suivent, Leduc dit : « ... A un certain moment, vu l'état d'abattement du malade, vu la matité de la région splénique remontant vers l'aisselle et attribuée à tort à une hypertrophie de la rate, je pensai à une fièvre typhoïde et à une péritonite par propagation, mais j'abandonnai bientôt ce diagnostic pour ne garder que celui de péritonite sans cause reconnue.

« Dans les derniers jours de la vie du malade, l'attention se portant tout entière du côté de l'abdomen, on laissa de côté l'idée d'une pleurésie et on rattacha les signes observés au début à une hypertrophie de la rate.

« L'autopsie montra qu'il eût fallu persister dans le diagnostic de pleurésie et rattacher la péritonite à cette affection.

« Quand les vomissements stercoraux survinrent, il ne vint aucunement à l'idée qu'il s'était produit une obstruction ou un rétrécissement de l'intestin. Les deux exemples de péritonite avec vomissements fécaloïdes que j'avais déjà observés, la douleur généralisée à tout le ventre, l'absence du tympanisme exagéré, *la persistance des selles* m'empêchèrent de tomber dans cette erreur.

PHYSIOLOGIE PATHOLOGIQUE

En présence de tels faits, de vomissements fécaloïdes coexistant avec la persistance du cours des matières, persistance évidente, bien différente d'une simple évacuation de quelques matières depuis longtemps contenues dans le bout inférieur de l'intestin, en présence de tels faits, deux questions se posent :

1° Quel est le mécanisme de cette occlusion intestinale incomplète ?

2° Comment expliquer la coexistence du rejet des matières intestinales à la fois par la bouche et par l'anus ?

Pour la première question, il faut nous reporter aux mémoires que nous avons précédemment cités sur l'occlusion intestinale dans les affections du péritoine. Un grand nombre d'explications ont été proposées par les différents auteurs pour rendre compte des vomissements fécaloïdes et de l'occlusion intestinale, en dehors d'un obstacle mécanique au cours des matières stercorales.

« On peut faire deux grandes classes des diverses opinions émises par les auteurs sur le mode de production de ces vomissements, suivant que les uns attribuent une plus grande valeur aux inflexions de l'intestin qui finissent par opposer une sorte d'obstacle physique au cours des matières, — ou que les autres attachent une plus grande importance à la paralysie intestinale (1). »

Parmi les premiers, citons Louis (1827), Cossy (1856), Duplay et Folet, Cuignet (1875).

Parmi les seconds, Tessier (1838), Henrot, Le Fort (1865), Denarié (1869), Perret (1876), Gubler (1877), Plantié (1879), Le Dentu, Leduc (1881) (2).

On le voit, les partisans de la paralysie intestinale sont plus nombreux que ceux des inflexions, coudures et plicatures de l'intestin. Cependant chacune des deux théories possède d'excellents arguments qui seraient capables d'expliquer, seuls, les phénomènes d'occlusion intestinale. Par contre nous verrons tout à l'heure que chacune d'elles isolément est incapable de résoudre la difficulté nouvelle que présentent nos observations. C'est pourquoi nous devons donner un résumé de ces arguments.

(1) Leduc, *loc. cit.*, p. 52.

(2) Voir index bibliographique.

Le meilleur des résumés de la théorie de la paralysie intestinale nous sera donné par Gubler :

« A mon avis les choses se passeraient de la manière suivante. Etant donnée une lésion péritonéale capable d'ébranler au loin le système nerveux, si l'excitation est faible, il n'y aura que des phénomènes actifs (d'excitation : mouvements péristaltiques et antipéristaltiques) bornés aux organes abdominaux ; si l'excitation est forte, les troubles limités encore à la même cavité splanchnique consisteront en phénomènes passifs représentés par la paralysie musculaire de l'intestin et ses conséquences. »

Comment se fait-il, pourra-t-on objecter, qu'une excitation produise un réflexe paralytique ? Le réflexe en général est un mouvement, une contraction, en un mot un phénomène actif.

« A part les contractions péristaltiques ou antipéristaltiques des intestins, qui constituent un phénomène actif, limité du reste à la première période des accidents, toutes les autres complications sont de nature passive et consistent en des ralentissements ou des suppressions d'activités organiques. Mais de tels phénomènes, on le sait, sont également la conséquence des excitations nerveuses réfléchies par les centres. Claude Bernard nous montre l'arrêt du cœur en diastole, c'est-à-dire la paralysie de ce viscère succédant à une vive irritation des nerfs sensitifs de la périphérie cutanée ; un phénomène semblable se produit pour l'intestin, d'après les expériences de Pflüger, et Brown-Séquard fait remarquer que ces arrêts provoqués par une excitation intense et de longue durée semblent exiger la présence d'un ganglion sympathique sur le trajet du courant réfléchi.

« Or cette dernière condition se réalise généralement dans la série des faits morbides dont l'ensemble caractérise le péritonisme. En effet si nous supposons qu'une excitation violente partie de la surface péritonéale se propage le long des filets et des cordons nerveux sympathiques vers les ganglions semi-lunaires, les ganglions thoraciques et jusqu'aux masses ganglionnaires encéphaliques pour se réfléchir de là sur les organes contractiles du canal alimentaire des appareils respiratoire et circulatoire, cette excitation, devenue centrifuge, rencontrera toujours sur son chemin avant de parvenir à sa destination des cellules ganglionnaires du trisplanchnique ; ici les ganglions interposés entre les deux feuillets du mésentère (on connaît aujourd'hui les systèmes ganglionnaires d'Auerbach et de Meisner, situés dans l'épaisseur même des tuniques de l'intestin) ; là les ganglions situés dans l'épaisseur de la substance charnue du cœur, etc. Il n'est donc pas surprenant de voir de telles excitations se traduire par la paralysie des organes auxquels elle doit aboutir (1). »

(1) Gubler, *loc. cit.*, 1877, p. 83.

Ainsi donc la paralysie intestinale d'ordre réflexe suffit pour expliquer tous les symptômes d'occlusion intestinale.

Mais (théorie contraire) d'après M. Duplay, la paralysie admise par Henrot pour expliquer les faits de sa thèse, ne saurait être mise en doute; cependant elle ne lui paraît pas suffisante. Pour lui, les vomissements fécaloïdes supposent la persistance des contractions antipéristaltiques de l'intestin. Aussi il pense qu'on doit tenir compte, pour expliquer les phénomènes d'étranglement, de l'état de distension des anses intestinales déterminant des coudes brusques, capables d'intercepter en partie le cours des matières. De plus, les lésions du péritoine (fausses membranes, collections purulentes) lui paraissent devoir être prises en sérieuse considération, pour expliquer les symptômes observés pendant la vie, et il est très vraisemblable qu'elles contribuent dans une certaine mesure à gêner ou même à intercepter le cours des matières.

Folet, lui aussi, tout en attribuant une certaine valeur à la paralysie de la tunique musculaire de l'intestin, donne une importance beaucoup plus grande à la distension consécutive de l'intestin par les gaz et aux plicatures anguleuses, aux coudes brusques qui en résultent et qui peuvent, dit-il, diviser le tube digestif en un certain nombre de fragments, cessant d'être en communication les uns avec les autres, ainsi que l'a démontré M. Cuignet par des expériences rapportées dans le *Bulletin médical du Nord* (mai 1875) (1).

C'est cette théorie de Duplay et Folet que nous sommes obligés d'accepter, elle seule nous permettant de comprendre et d'expliquer la seconde question que nous nous sommes posée : celle de la coexistence des vomissements fécaloïdes avec la persistance du cours des matières.

La paralysie seule en effet est peut-être capable d'expliquer les vomissements fécaloïdes par le mécanisme exposé par Gübler ; mais ainsi que le fait remarquer M. Duplay, les vomissements fécaloïdes supposent la persistance des mouvements antipéristaltiques, fait qui ne concorde pas très bien avec la paralysie présumée de l'intestin.

En tout cas elle est insuffisante pour permettre de comprendre la persistance des matières et des gaz.

Il nous semble plus logique d'admettre, dans ce cas, que la distension de l'intestin par les gaz (qui peut très bien être d'origine réflexe et paralytique ainsi que le veut Gübler) joue un rôle plus important, et que les plicatures, les coudes qui en résultent divisent le tube digestif en deux fragments par exemple, cessant de communiquer librement entre eux. Si l'intestin réagit ensuite par des mouvements quel-

(1) Leduc, *loc. cit.*, p. 55.

conques, il est logique d'admettre : 1° que chaque bout se videra par l'extrémité libre, estomac et bouche pour le supérieur, rectum et anus pour l'inférieur ; 2° que la communication entre les deux segments pourra, sous l'influence même de ces mouvements à la fois péristaltiques et antipéristaltiques, se rétablir pendant un certain temps, temps pendant lequel les matières pourront progresser dans l'intestin et passer du segment supérieur dans l'inférieur ; 3° on peut enfin penser que la coudure ou plicature est susceptible de se déplacer sous l'effort des mouvements intestinaux, et que cet obstacle, dû à une paralysie, est susceptible d'être levé ou vaincu en partie au moment du réveil de la musculature.

Tel est ce qui a dû se passer dans le cas de nos observations. En résumé il y aurait d'abord distension paralytique de l'intestin, d'où coudures et plicatures formant une ligne de partage des eaux virtuelle, d'où vomissements et défécation simultanée par les contractions intestinales qui à ce moment déplacent ou forcent l'obstacle (la paralysie étant momentanément remplacée par des contractions péristaltiques ou antipéristaltiques).

Cette théorie que nous adoptons pour expliquer un petit nombre de faits nous paraît la meilleure, la plus logique. Elle n'est d'ailleurs pas, nous l'avons vu, incompatible avec la majorité des faits, c'est-à-dire avec l'occlusion complète de même origine.

VALEUR DIAGNOSTIQUE ET PRONOSTIQUE

Nous avons peu de chose à dire sur ce point : les observations sont trop peu nombreuses pour qu'on puisse songer à établir un chapitre particulier sur le diagnostic : les cas sont rares où les vomissements fécaloïdes se rencontrent avec la persistance des matières et des gaz et il ne faudrait pas chercher à enlever aux vomissements fécaloïdes leur valeur presque pathognomonique de l'occlusion intestinale, d'origine mécanique ou paralytique. D'ailleurs dans les cas que nous rapportons, bien qu'il y ait eu persistance du cours des matières, on peut dire qu'il y eut néanmoins occlusion intestinale, incomplète certainement, mais qui n'aboutit pas moins à la mort. Dans deux cas la mort fut le fait de la péritonite causale. Dans le troisième cas, la mort survint par suite de l'occlusion : l'autopsie en effet ne montra aucune trace de périto-nite. Dans ce cas la persistance des matières et des gaz fut une cause d'erreur, en ce sens qu'elle fit reculer une intervention palliative qui aurait peut-être pu sauver la malade d'une mort immédiate.

Au point de vue pronostic, le vomissement fécaloïde même sans occlusion complète est donc d'un très fâcheux augure, puisqu'il a toujours précédé la mort de quelques jours.

CONCLUSIONS

1° Le vomissement fécaloïde peut exister sans que l'occlusion intestinale soit complète. Les cas semblables doivent cependant être très rares, puisque nous n'en pouvons rapporter que trois observations.

2° Il se rencontre alors dans les lésions péritonéales s'accompagnant de paralysie intestinale (péritonites, cancer, tumeurs).

3° Son mécanisme est vraisemblablement le même que celui du vomissement fécaloïde avec occlusion complète par paralysie intestinale, ou par coudure résultant de cette paralysie.

4° Ces cas n'affaiblissent pas la valeur diagnostique du vomissement fécaloïde, puisqu'on peut dire que malgré la persistance variable des matières, il y a occlusion fonctionnelle de l'intestin.

5° Leur valeur pronostique est la même qu'en cas d'occlusion complète : la mort survient peu après leur apparition soit par le fait de la lésion causale, soit par le fait de l'occlusion.

INDEX BIBLIOGRAPHIQUE

ANDRAL.

Bulletin de la Société Anatomique.

BESNIER. — *Des étranglements internes de l'intestin.* 1860.

BRIQUET. — *Traité de l'Hystérie*, 1859.

Compendium de médecine pratique. Articles Intestin, Péritonite, Vomissements.

COSSY. — Sur une cause peu connue d'engouement de l'intestin. *Mém. Soc. méd. d'observ.*, 1856.

CHUQUET. — Du carcinome généralisé du péritoine. *Th.*, Paris 1879.

CUIGNET. — *Bulletin médical du Nord*, mai 1875.

DUPLAY. — Quelques faits de péritonite simulant l'étranglement. *Arch. gén. méd.*, 1876, t. I.

EICHHORST. — *Path. int.*

FOURNAISE. — Etude clinique sur les affections dites cancéreuses du péritoine. *Th.*, Paris, 1872.

GRISOLLE. — *Pathol. int.*

GUBLER. — Du péritonisme et de son traitement rationnel. *Journ. de thérap.*, 1876-77.

HENROT. — Des pseudo-étranglements. *Th.*, Paris, 1865.

HERVÉOU. — *Cancer primitif du péritoine. Th.*, Paris, 1877.

JACCOUD. — *Pathol. int.*, II, p. 36.

LOUIS. — Etranglement interne. *Arch. gén. méd.* 1827.

LE FORT. — De l'opium substitué aux purgatifs après l'opération de la hernie étranglée. *Gaz. hebd.*, 1865.

LE DENTU. — *Dict. Jaccoud.* Art. Hernie.

LIOUVILLE. — Péritonite tub. avec signes d'obstruction. *Soc. méd. hôp.*, 1875.

LORREYTE. — Cancer du péritoine. *Th.*, Paris. 1875.

LUSSEAU — De l'occlusion intestinale. *Th.*. Paris, 1879.

Manuel de médecine, passim.

MATHIEU. — *Traité des maladies de l'estomac et de l'intestin.*

RONDOT. — Péritonite aiguë généralisée primitive. *Th.*, Paris, 1878.

SIREDEY et DANLOS. — *Dict. Jaccoud.* Art. Péritonite.

SYDENHAM. — Traduction Jault, Paris, 1784.

SAUZÈDE. — Etranglement interne consécutif à une perforation de l'appendice. *Th.*, Paris, 1871.

TROUSSEAU. — *Passim.*

TESSIER. — Obstruction après hernie étranglée réduite, *Arch. gén. méd.*, 1838.

TAPRET. — Péritonite chronique d'emblée. *Th.*, Paris, 1878.

Traités de médecine, passim.

Traités de chirurgie, passim.

VALLEIX. — *Pathologie.*

IMPRIMERIE F. DEVERDUN, BUZANÇAIS (INDRE).

www.ingramcontent.com/pod-product-compliance
Lightning Source LLC
LaVergne TN
LVHW012018160826
845678LV00002B/896

* 9 7 8 2 3 2 9 6 6 2 5 2 7 *